LE TRAITEMENT

DE

LA GOUTTE,

MIS A LA PORTÉE DES GENS DU MONDE.

LE TRAITEMENT

DE

LA GOUTTE,

MIS A LA PORTÉE DES GENS DU MONDE,

D'après les ouvrages

De Sydenham, de Scudamore, de Barthez
et de M. Petit.

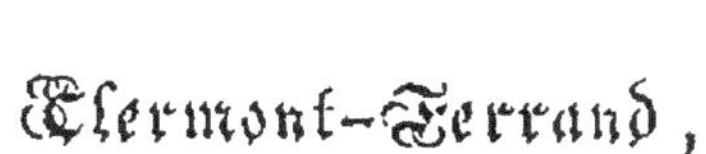

Clermont-Ferrand,

IMPRIMERIE ET LIBRAIRIE DE PEROL,
Editeur de cet ouvrage;

PARIS,
Librairie de Rorer, rue Hautefeuille, 10 bis.
1846.

INTRODUCTION.

Ce livre résume les ouvrages des médecins qui ont écrit sur la goutte les choses les plus vraies et les plus utiles. Quoiqu'il ne soit pas signé, nous espérons qu'il fera très-bien son chemin, placé qu'il est sous le patronage de Sydenham, de Scudamore, de Bar-

lhcz et de M. Petit. Ces préliminaires ter-
minés, expliquons les termes scientifiques
qui se trouvent disséminés dans notre opuscule.

Il y a dans la nature des matières brutes,
mortes, insensibles, qui s'accroissent par
juxta-position, qui se détruisent par usure
ou par dissolution. Ces matières portent le
nom de CORPS INORGANIQUES.

Il y a aussi des corps qui vivent, qui se
laissent pénétrer par des substances variées,
et ces substances, après avoir subi des trans-

formations diverses, sont assimilées ; elles deviennent partie intégrante du corps vivant. Un principe particulier, une cause inconnue, portant le nom de principe vital, donne à ces corps les propriétés particulières dont ils jouissent. C'est grâce à ce principe vital qu'ils naissent, croissent, se reproduisent, décroissent et meurent. Ces corps ont reçu le nom de CORPS ORGANIQUES OU ORGANISÉS.

Les corps organisés se composent, en grande partie, d'azote, d'hydrogène et de carbone. Les matières organisées animales contiennent plus d'azote que les matières organisées végétales (1).

(1) La chair des animaux surtout est très-azotée.

Les corps organisés n'offrent pas tous les mêmes caractères. Les moins compliqués ont reçu le nom de tissus simples, d'éléments anatomiques. Signalons les caractères de ces TISSUS SIMPLES.

En première ligne, vient le TISSU CELLULAIRE au milieu duquel se développent et se meuvent, comme dans une atmosphère, tous les organes du corps humain. Il revêt l'aspect de lames ou de petites masses spongieuses, blanchâtres, insensibles, souvent remplies de graisse.

LE TISSU FIBREUX vient après; il forme des membranes ou des cordons blancs, durs, na-

crés, très-solides, très-résistants et complètement insensibles. Ces membranes et ces
cordons unissent les os les uns aux autres ;
ils enveloppent les muscles et leur fournissent des tendons ; ils entrent dans la composition des parois des grandes cavités qui contiennent le cerveau , les poumons, le cœur ,
les intestins, etc...

LE TISSU CARTILAGINEUX , ou le cartilage,
est blanc , très-dur, cassant et élastique. Il
existe constamment là où deux os, en se ren=
contrant, donnent naissance à ce qu'on désigne sous le nom de JOINTURE ou d'ARTICU-
LATION.

Une substance moitié fibreuse et moitié
cartilagineuse, pénétrée de matières ter-

reuses, constitue ce qu'on appelle TISSU OS-
SEUX ou os. Ce tissu est blanc, dur et résis-
tant comme de l'ivoire ; il sert de char-
pente au corps humain.

Le TISSU MUSCULAIRE, ou la chair, se compose de fibres rouges qui , dans certaines
circonstances, ont la propriété de se raccour-
cir, de se contracter. Ce raccourcissement
des muscles est la cause de presque tous les
mouvements qui ont lieu dans les corps vivants. Mais il faut, pour que le tissu musculaire se contracte, qu'il communique, par l'in-
termédiaire des nerfs, avec le cerveau et la
moëlle épinière. Si l'on coupe tous les nerfs
qui se rendent à un muscle, il est, après
cette opération, immobile et insensible.

Les NERFS (tissu nerveux) sont des cordons blancs qui partent de la moëlle épinière et du cerveau, et vont, en se divisant
à l'infini, porter à tous les organes la sensibilité et le mouvement.

Les ORGANES sont des appareils composés
de plusieurs tissus simples qui remplissent des
fonctions particulières. Citons des exemples

Des canaux de tissus fibreux, doublés en
dehors de tissu cellulaire, constituent les
ARTÈRES et les VEINES. Les artères condui-
sent le sang du cœur dans tout le corps, et
les VEINES le ramènent de la périphérie vers

le cœur. Les veines et les artères communi-
quent ensemble par leurs ramuscules les
plus tenus. On les désigne aussi sous le nom
de VAISSEAUX ARTÉRIELS et VEINEUX.

Le COEUR est formé par une masse de tissu
musculaire creusée de deux cavités, l'une
gauche, l'autre droite. Cet organe repré-
sente deux pompes aspirantes et foulantes :
le cœur gauche, ou la première pompe, aspire
le sang des veines du corps ; puis il se contracte et chasse ce sang veineux dans des
artères qui vont aux poumons. Des soupapes
empêchent le sang de refluer dans les veines;
d'autres soupapes s'opposent à ce que ce liquide se reporte des artères du poumon
dans le cœur.

Après avoir parcouru le poumon, le sang

revient au cœur gauche par de grosses veines,
et il est poussé par d'autres artères dans toutes les parties du corps. Deux ordres de soupapes l'obligent à avancer toujours comme
dans le cœur droit.

Nous avons dit qu'il y avait deux cœurs.
Les apparences sont contraires à cette as-
sertion ; mais quand on examine avec soin
l'intérieur de l'organe central de la circulation, on reconnaît qu'il est, en effet, séparé
en deux parties par une cloison médiane.

Le COEUR, les ARTÈRES et les VEINES sont
les ORGANES DE LA CIRCULATION.

Les cavités du cœur et des vaisseaux artériels et veineux contiennent un liquide

très-azoté, glutineux, d'un rouge plus ou moins foncé, qu'on appelle SANG. Ce liquide fournit les éléments des sécrétions et les molécules qui nourrissent et renouvellent les tissus et les organes.

Les os, lorsqu'ils exécutent des mouvements, deviennent des ORGANES DE LOCOMOTION.

La PEAU se compose d'un réseau de tissu fibreux pénétré de tissu cellulaire, de fibres nerveuses, de très-petits vaisseaux artériels et veineux. Un épiderme, couche mince de matière insensible et comme cornée, protége la surface de cette membrane. La peau est très-sensible, elle laisse suinter la transpiration ; elle est l'ORGANE DU TOUCHER et l'ORGANE SÉCRÉTEUR DE LA SUEUR.

Les MUQUEUSES sont les peaux des cavités intérieures. Elles sont minces et rosées, molles et humides, et souvent privées d'épiderme. Elles tapissent les narines, la bouche, l'estomac, les intestins, la vessie, etc.; elles secrètent ou laissent exhaler un liquide épaix et visqueux que l'on a nommé MUCUS (glaires).

Ici, des amas de tissu cellulaire, pénétrés de nerfs et de vaisseaux ; là, de petites excavations creusées, dans l'épaisseur de la peau et des muqueuses laissent échapper des liquides particuliers. Ces corps portent le nom de GLANDES, d'ORGANES SÉCRÉTEURS. Les liquides qui s'en échappent ont été appelés SÉCRÉTIONS.

Ainsi, les parties simples, élémentaires, qui composent les corps vivants, sont des TISSUS.

Les masses de tissus divers qui remplissent des fonctions particulières sont nommées ORGANES.

Le CORPS DE L'HOMME est une réunion d'organes soutenus par le squelette, enveloppés dans une atmosphère de tissu cellulaire, et placés entre la peau qui est en dehors, et les membranes muqueuses qui sont en dedans.

L'homme est MALADE OU BIEN PORTANT, suivant que le sang et les organes sont ou ne sont pas altérés.

Les ALTÉRATIONS DES ORGANES déterminent des MALADIES LOCALES.

Les ALTÉRATIONS DU SANG engendrent des MALADIES GÉNÉRALES.

La goutte est-elle une maladie locale ?
Est-elle une maladie du sang, ce fluide

nourricier qui porte dans tout le corps les matériaux qui doivent réparer les pertes occasionnées par les sécrétions et la nutrition des tissus vivants?

Quelles causes lui donnent naissance?

Telles sont les questions qui doivent tout d'abord nous occuper. Nous exposerons ensuite les caractères et le traitement de cette affection.

LE TRAITEMENT

DE

LA GOUTTE,

MIS A LA PORTÉE DES GENS DU MONDE.

———⊷⊶———

CHAPITRE 1ᵉʳ.

Causes et nature de la Goutte.

Dans tous les instants de la vie, les parti-
cules ou molécules qui composent les os,
les tendons, les chairs, les glandes faisant
partie du corps de l'homme, quand elles ont
séjourné pendant un certain temps, rentrent

dans le sang et sont remplacées par des molécules nouvelles. Ce mouvement continuel
de molécules assimilées et de molécules
rejetées, est ce qui constitue le phénomène
de la NUTRITION.

Les aliments fournissent le chyle, et le
chyle fournit les molécules nouvelles.

Les molécules *mises à la retraite* sont
éliminées par les reins, la peau, les muqueuses, le foie, etc... Lorsque les reins et
les autres organes sécréteurs remplissent
convenablement leurs fonctions, ils débar-
rassent encore le sang des sels et des principes animalisés, absorbés en trop grande
quantité par l'estomac et les intestins. Mais
si l'un des organes sécréteurs, la peau par
exemple, s'acquitte mal de ses attributions,
il peut arriver que les glandes ne chassent
plus complètement hors du corps les matières
azotées en excès ; la prédominance des subs-

tances animalisées devient inévitable, et la goutte est imminente.

L'abus des aliments animaux et stimulants peut amener le même résultat.

Enfin, de même que certains individus sont plus disposés à absorber et à produire de la graisse, du sang, il en est aussi qui, par suite d'une prédisposition héréditaire, absorbent de préférence les matières fortement animalisées.

Ainsi, trois causes principales peuvent déterminer la surabondance des principes azotés et particulièrement de l'acide urique et des urates; ce sont :

1° Un défaut d'action dans une partie des organes chargés de débarrasser le liquide nourricier de son superflu;

2° Une alimentation par trop succulente;

3° Une prédisposition innée , héréditaire des organes chargés de préparer et d'absorber le chyle.

Les diverses causes auxquelles on a attribué la goutte rentrent d'une manière très-naturelle dans ces trois divisions.

Lisez les ouvrages des médecins , et vous verrez que les maladies goutteuses atteignent les hommes adultes , gros et replets , dont l'esprit est actif et la vie oisive , dont la nourriture est abondante et les pertes peu considérables ; les hommes dont la nourriture se compose trop exclusivement , de viandes noires et épicées , de vins généreux ou acides , de liqueurs alcooliques ; les hommes, enfin, qui abusent du café et du tabac. Notons bien que ce régime n'agit qu'à la longue , et la preuve, c'est que très-peu de jeunes gens sont affectés de goutte acquise ou non héréditaire. Les femmes et les vieillards sobres et sages ne sont atteints que lorsqu'ils sont nés de parents goutteux. Ces assertions sont pleinement justifiées par les observations de Sydenham et par les relevés de Scudamore et de M. Patissier.

Les causes précédemment énumérées ne sont point nécessaires lorsque l'hérédité a imprimé son cachet particulier à la constitution d'un individu. La goutte héréditaire frappe aveuglément les sexes et les tempéraments divers, hommes et femmes; jeunes gens, adultes et vieillards; tempéraments sanguins, bilieux, lymphatiques ou nerveux; constitutions faibles ou robustes; individus maigres ou replets; rien n'est respecté. Le nombre des personnes, victimes de cette fatale influence, est bien grand; car la moitié des malades affectés comptent des goutteux parmi leurs ancêtres.

Quelquefois aussi, la goutte atteint les personnes qui s'exposent à des refroidissements généraux ou partiels de la peau, qui se vêtissent légèrement, habitent des appartements humides et froids, des pays où l'atmosphère est brumeuse et sujette à de fréquentes vicissitudes.

Le défaut d'exercice, en diminuant l'activité de la circulation du sang et de l'exhalation de la peau; l'abus des plaisirs de l'amour, en affaiblissant le corps et en jetant le trouble dans les sécrétions, prédisposent également aux maladies goutteuses.

Les trois espèces de causes déjà signalées peuvent se réunir, et alors la goutte est presque inévitable.

Un homme, tout en menant une vie active, se livre au libertinage, à la bonne chère, aux excès de toutes espèces ; puis, tout à coup, il abandonne son commerce, son industrie, ses occupations. Les matériaux introduits dans le sang sont tout aussi abondants que par le passé, les pertes sont presque nulles. La goutte, d'après Sydenham, est grandement à craindre si l'on ne change point en temps opportun la manière de vivre du rentier.

Trop d'activité dans l'esprit, trop d'activité dans les fonctions de l'estomac et des intestins, trop de paresse dans le corps et dans les fonctions de la peau et des autres organes sécréteurs, telles sont, en résumé, les causes de la goutte acquise. Aussi est-elle commune chez les hommes de cabinet dont le cerveau est trop exclusivement occupé, et rare chez les pauvres et les paysans dont la nourriture est frugale et les habitudes laborieuses.

La sobriété et le travail la chassent des chaumières; elle se réfugie sur les lits moëlleux des palais. Citons à l'appui de nos opinions quelques faits bien tranchés, bien significatifs; ils fourmillent; choisissons. La frugalité des républicains de l'ancienne Rome les mettait à l'abri de la goutte; le libertinage des Romains de l'empire les rendait fort sujets à cette maladie. L'histoire suivante est racontée par Schenk, médecin consciencieux et fort instruit : Un riche Allemand était tellement tourmenté de la goutte, qu'il ne pouvait se soutenir que sur les bras de ses domestiques. La pauvreté arriva avec ses privations, et la maladie disparut comme par enchantement.

Lieutaud parle d'un goutteux âgé d'environ soixante ans, qui, après s'être livré sans réserve à tous les plaisirs de la vie, était devenu perclus de ses pieds et de ses mains;

il crut, dans un bon moment, qu'il était temps de penser à l'avenir, et de réparer, par une vie mortifiée et pénitente, les fautes de sa jeunesse. Dans ce pieux dessein, il se condamna à un régime très-austère, et ne se permit, pour toute nourriture, que des haricots cuits sans assaisonnement, du pain et de l'eau. Son goût, blâsé par la bonne chère, souffrit, comme on le pense bien, de ce changement; son estomac même refusait absolument cette nourriture insipide; il ne s'en mit point en peine, et attendit avec beaucoup de courage la faim qui lui fit trouver assez bon ce qui lui avait d'abord paru si détestable; il s'accoutuma insensiblement à son nouveau régime, et il eut dans la suite la double satisfaction d'avoir apaisé les troubles de sa conscience et d'avoir guéri radicalement la cruelle maladie qui le tourmentait.

Le fait rapporté par M. Magendie est encore plus concluant. Un riche négociant, atteint de la gravelle et de la goutte, jouissait, en 1814, d'une fortune considérable; il avait bonne table, et il en usait avec peu de modération. Arrive inopinément une mesure politique qui lui fait perdre toute sa fortune, et l'oblige à fuir en Angleterre. La pauvreté et le travail font cesser les infirmités qui le tourmentaient. Peu à peu, il rétablit ses affaires, et il reprend son ancien genre de vie. La gravelle et la goutte se montrent de nouveau. Un second revers détermine une seconde guérison. Enfin, son industrie rend sa position meilleure, et ramène son goût pour les plaisirs et aussi la goutte et la gravelle.

Quelle que soit la cause de la diathèse ou prédispositon goutteuse, lorsqu'elle existe, le sang est altéré, certaines sécrétions sont modifiées. L'acide urique et des urates de soude et de chaux (1) surabondent dans les urines, et ont une grande tendance à se déposer au milieu des tissus qui environnent les articulations malades. Pour expliquer ces modifications, on est obligé d'admettre que le sang qui fournit toutes les sécrétions contient une trop grande quantité de matières azotées ou animalisées.

La goutte atteint souvent une seule jointure, mais comme elle passe quelquefois, avec une grande facilité, d'un organe dans un autre organe, cela prouve que l'inflammation locale est un accident, et que la maladie est partout, comme dans la rougeole, la scarlatine et le scorbut.

Résumons les faits disséminés dans ce chapitre :

(1) L'acide urique est un corps très-azoté.

1° Toute cause capable de faire prédomi-
ner dans le sang les principes fortement azotés ou animalisés favorise l'apparition de la
goutte ;

2° Les inflammations et les douleurs locales sont des conséquences, des complications de l'altération générale ;

3° La maladie n'est pas seulement dans
la jointure gonflée, elle est dans tout le corps.
Aussi se porte-t-elle avec rapidité d'un point
sur un autre point, en traversant, sans les
rendre malades, des tissus placés entre la
partie abandonnée par la goutte et l'organe
envahi par elle en dernier lieu ;

4° Le sang des goutteux a une grande tendance à déposer autour des articulations
long-temps douloureuses, et à faire prédo-
miner dans les urines les urates de soude et
de chaux ;

5° Ajoutons que la goutte affecte ordinairement les petites jointures des pieds et des
mains ; mais qu'elle peut aussi attaquer les
grandes jointures, le cerveau, les nerfs, les
poumons, le cœur, l'estomac et les intestins.

CHAPITRE II.

Généralités ; description de la Goutte aiguë ou Goutte fixe ; Goutte chaude ; Goutte régulière des auteurs.

Les auteurs anciens ont multiplié à l'infini les espèces de gouttes. Ces divisions étant, sous le point de vue pratique, tout-à-fait inutiles, nous imiterons les modernes, et nous décrirons seulement trois variétés de cette maladie. Ces trois variétés sont connues sous le nom de goutte aiguë, de goutte chronique et de goutte viscérale. Etablissons d'abord les caractères différentiels des affections aiguës et chroniques.

Les maladies aiguës marchent d'une manière rapide, franche et régulière. Elles apparaissent, pour ainsi dire, sans hésitation ; s'accompagnent de rougeurs et de douleurs vives, et parcourent leurs diverses périodes dans un temps ordinairement très-court.

Les maladies chroniques, au contraire, marchent avec lenteur ; elles ont de la tendance à s'invétérer, et sont accompagnées d'une douleur moins forte et d'une rougeur peu vive ; elles peuvent revêtir à leur début les caractères que nous venons de leur assigner, ou succéder aux affections aiguës, ce qui est le plus ordinaire.

Maintenant que le lecteur est suffisamment renseigné, occupons-nous de la goutte aiguë.

Sydenham était goutteux, et a peint sa maladie d'après nature ; aussi lui emprunterons-nous la plus grande partie de notre description d'ensemble. Nous intercalerons cependant, çà et là, quelques renseignements empruntés aux médecins les plus recommandables.

La goutte aiguë, régulière, se montre brusquement pendant les saisons froides et humides. Quelques semaines avant l'attaque, l'estomac fonctionne mal, les indigestions sont fréquentes, des gaz distendent les intestins. Ces dérangements augmentent chaque jour, et s'accompagnent bientôt de fourmillements ou d'engourdissements dans les pieds. Le goutteux sent comme des *vents qui descendent le long de ses cuisses avec une espèce de crampe.* Le sommeil est léger et interrompu, et presque toujours les veines placées autour de la jointure menacée sont gonflées et tendues.

La veille de l'accès, l'appétit se réveille,

le patient mange avec plaisir et s'endort paisiblement. Après l'heure de minuit, il est réveillé par une douleur vive qui se fait sentir d'ordinaire à la base du gros orteil et quelquefois aussi au talon, au gras de jambe ou à la cheville du pied. Cette douleur ressemble à celle qui accompagne la dislocation des os de ces parties avec un sentiment *comme d'une eau qui ne serait pas tout-à-fait froide, répandue sur les membranes de la partie affectée.* Peu de temps après, il survient du froid, un tremblement, une fièvre légère.

La douleur, d'abord supportable, augmente par degré, et à mesure le froid et le tremblement diminuent. Cela dure ainsi tout le jour. Vers le soir, la douleur atteint son plus haut degré d'intensité; elle s'empare de toutes les articulations du pied; fréquemment, elle s'accompagne d'un sentiment de pulsation, ou bien elle ressemble à une tension violente, à un déchirement de ligaments, à une morsure, ou bien enfin à celle que produit une commotion violente. Quelques-uns se plaignent d'une douleur corrosive, d'une chaleur ardente ou d'un feu dévorant. Parfois, les souffrances sont si aiguës, que la partie affectée ne peut supporter le poids des couvertures, que le moindre mouvement imprimé au pied, au lit ou au plancher de la chambre du goutteux, devient insupportable. Le malade s'irrite, s'impatiente, s'agite, ne peut rester en place, et chaque mouvement lui arrache des cris involontaires. Malgré tous les moyens employés, le calme n'arrive que vers le milieu de la nuit. Mais alors les douleurs s'arrêtent comme par enchantement, et le patient s'endort. Le bien-être est presque toujours attribué à la dernière position prise ou au dernier remède administré. Au moment du réveil, la douleur est moins forte, mais la base du gros orteil est rouge et tuméfiée. Le gonflement est pâteux, rénitent, mal limité et accompagné d'une sensation de chaleur très-grande. Le lendemain et les jours suivants, il reste un peu de douleur qui augmente le soir et diminue pendant la nuit. L'accès va ainsi en s'affaiblissant de plus en plus. Cependant, il arrive parfois que la maladie se porte sur l'autre pied : elle acquiert alors une nouvelle intensité. L'articulation malade en premier lieu peut revenir à l'état normal; néanmoins, si la cause surabonde, les deux jointures sont simultanément atteintes; celle qui l'a été en dernier lieu est toujours plus malade que l'autre. Dans le second pied, elle occupe le même siége, elle présente les mêmes symptômes, les mêmes exacerbations journalières ; mais les douleurs sont moins fortes. Au bout d'un certain temps, la goutte s'éteint peu à peu ; en conservant toujours ses périodes fixes et régulières. La durée des accès varie suivant les individus. Chez les sujets vigoureux et chez ceux qui ont la goutte rarement, l'accès se calme au bout de deux ou trois semaines ; chez les vieillards et chez ceux qui sont goutteux depuis long-temps, il peut se prolonger durant plusieurs mois.

La fièvre accompagne souvent la goutte aiguë ; le pouls est alors plein, fort, dur et tendu ; la peau est ordinairement sèche et raide.

La perte d'appétit, *un froid de tout le corps vers le soir*, une pesanteur et une sensation douloureuse, même dans les parties qui ne sont point attaquées, accompagne l'accès pendant toute sa durée. Lorsqu'il finit, il survient au pied malade une démangeaison pénible entre les orteils ; la peau se couvre d'écailles ou d'une matière semblable à du son.

Les urines, fortement colorées, laissent déposer un enduit rouge, et même une espèce de poussière ou de très-petits graviers.

L'accès étant terminé, les forces et l'appétit reparaissent plus ou moins vîte, suivant qu'il a été faible ou violent, passager ou de longue durée.

Les retours sont d'autant plus à craindre, que le précédent accès a été plus long et plus grave. Ordinairement, les attaques de goutte durent peu et sont annuelles, puis elles reviennent deux fois par an, puis enfin elles passent à l'état chronique, et elles peuvent se prolonger durant huit à neuf mois de l'année.

La goutte offre quelques variétés de siége :
elle attaque fréquemment le pied (podagre);
mais elle atteint également la main (chiragre), le genoux (gonagre), l'épaule (omagre), le coude, la hanche (ischiagre), le
talon, etc.

Quelquefois, enfin, elle parcourt successivement plusieurs jointures, se porte sur
les organes contenus dans le ventre et la
poitrine, et revient ensuite à son premier
siége.

CHAPITRE III.

Description de la Goutte chronique, ou Goutte asthénique, Goutte froide, Goutte blanche, Goutte œdémateuse des anciens.

La goutte chronique succède le plus souvent à la goutte aiguë. Les accès se rapprochent, les douleurs sont moins fortes, mais elles durent plus long-temps, les parties enflées sont presque blanches et la tension est peu prononcée. Cette variété de la goutte chronique était désignée jadis sous le nom de goutte froide, de goutte blanche, de goutte asthénique consécutive.

Chez quelques individus faibles et lymphatiques, la goutte débute avec les caractères
que nous venons de signaler rapidement, et
sans avoir été précédée des symptômes qui
caractérisent la goutte aiguë. C'est ce qu'on
appelait autrefois goutte asthénique primi-
tive.

Enfin, quand les tissus placés autour de la
jointure malade sont pâles, gonflés, infil-
trés d'eau, quand ils se laissent déprimer facilement et conservent l'impression du doigt,
on dit que la goutte est œdémateuse.

Les phénomènes ou symptômes qui accompagnent la goutte chronique sont nombreux et variés. Pour mettre un peu d'ordre
dans leur examen, nous étudierons successivement les phénomènes locaux, c'est-à-dire
ceux qui ont leur siége autour des articulations affectées, et les phénomènes généraux

qui atteignent le cœur, les poumons, l'estomac, les intestins, etc.

Phénomènes locaux.

La goutte chronique succède, comme
nous l'avons dit, à la goutte aiguë, ou se
manifeste tout d'abord avec les caractères qui lui sont propres. Les douleurs sont
moins fortes que dans la goutte aiguë, mais
les accès sont plus rapprochés, et finissent
par se montrer sans interruption, et cela
pendant quatre, six ou huit mois. Ordinairement la saison d'été est une saison de repos
pour les malades. La goutte peut atteindre
une seule jointure, ou envahir successivement plusieurs articulations. Dans ce dernier cas, après s'être emparée des orteils, elle
gagne les genoux, les hanches, le coude,
les poignets, les doigts ou l'épaule.

3*

Les douleurs augmentent le soir ou vers le milieu du jour, mais elles ne cessent jamais complètement. Leur caractère varie beaucoup : tantôt c'est une sensation de chaleur alternant avec une impression de froid, tantôt un froid permanent ; ou bien ce sont des engourdissements, une constriction incommode, un sentiment de plénitude, un poids, un tressaillement qui trouble et suspend le sommeil. Parfois les muscles deviennent le siége d'une crampe et d'une rétraction si violentes, que, si elles duraient long-temps, elles deviendraient insupportables. La rougeur est nulle ou à peine marquée, ou, si elle existe, elle offre une teinte livide ou violacée. Le gonflement est plus étendu, moins circonscrit que dans l'état aigu ; il présente quelquefois une tension très-prononcée.

Les veines qui rampent sous la peau sont ordinairement pleines et tendues.

En général, ces phénomènes se dissipent avec beaucoup de lenteur, et les jointures restent pendant long-temps le siége d'une raideur et d'un empâtement douloureux. Les mouvements sont pénibles et fréquemment accompagnés d'un craquement ayant son siége autour des tendons, et sensible pour le médecin lorsqu'il applique la main sur les parties malades.

Quand les accès de goutte sont longs, graves et répétés, d'autres altérations se manifestent. Chez les uns, la douleur, après avoir tourmenté un ou plusieurs doigts des pieds ou des mains, les tord et les renverse, donne une forme anguleuse aux jointures, les rend en un mot très-difformes, et fait que leurs mouvements sont nuls ou très-limités. Il se dépose autour des ligaments ou sous la peau des tumeurs dures, comme pierreuses, auxquelles on a donné le nom de tophus ou de concrétions tophacées.

Ces tophus, dont le volume varie beaucoup, soulèvent la peau et quelquefois l'enflamment et la perforent. Un pus séreux, mêlé d'une matière crayeuse, s'échappe par l'ouverture artificielle. Si cette ouverture est suffisamment grande, elle permet aux concrétions de sortir, lorsqu'elles ont été détachées par la suppuration. Les tophus sont souvent isolés, et leur volume varie entre celui d'un poix et celui d'une noix; mais quelquefois la matière qui les constitue s'infiltre dans les tissus, sans donner naissance à des saillies ou des reliefs. Enfin, les tissus fibreux et cellulaires, servant d'enveloppe aux jointures goutteuses, sont sujets à s'engorger, à s'épaissir et à s'endurcir; les os particulièrement, s'il y a complication de scorbut, peuvent, ainsi que les cartilages, devenir le siége de lésions graves qui gênent beaucoup les mouvements ou les détruisent. Les médecins disent alors qu'il y a ankylose.

Les concrétions ou tophus sont composés en grande partie d'urates de soude et de chaux. Ces urates et l'acide qui entre dans leur composition prédominent toujours dans l'urine des goutteux ; assez souvent ils prédominent tellement, que les malades rendent de la gravelle ou sont atteints de la pierre. Notons bien, pour appuyer les renseignements déjà indiqués au premier chapitre de cet opuscule, que les goutteux et les calculeux abondent dans les pays où, comme en Hollande et en Angleterre, l'athmosphère est froide et humide, et qu'ils sont rares dans les pays chauds et secs.

Phénomènes généraux précurseurs.

Il y a des goutteux qui sont frappés brusquement au moment où ils s'y attendent le moins; d'autres éprouvent des symptômes précurseurs très-différents. Les uns sont momentanément sourds ou durs d'oreilles, les autres ont la vue trouble ou plus faible; ceux-ci sont mélancoliques, impatients, colères; ceux-là ont des accès de gaîté extraordinaires. Des battements de cœur, de l'oppression, des symptômes d'asthme, des vomissements, des diarrhées, une sécheresse inusitée de la peau, se montrent chez un certain nombre de personnes. Ordinairement, ces phénomènes se manifestent isolément; ils ne deviennent un moyen de pronostic, de divination que quand ils ont précédé plusieurs fois les accès.

Phénomènes généraux concomitants.

Après un temps variable, et qui dépend de la durée et de la fréquence des accès de la goutte chronique, les fonctions de plusieurs organes se troublent d'une manière passagère ou permanente.

Le malade est obligé de cesser toute espèce d'exercice et de garder le lit ; il ressent une impatience et un malaise continuels ; il est en proie à la crainte, à la colère, à la mélancolie ou à l'hypocondrie. L'avenir lui paraît sombre, la vie lui est à charge ; son esprit ne reprend un peu de calme et de gaîté que lorsque la santé est revenue.

Le sommeil est pénible et peu réparateur. Quelques goutteux ont le système nerveux si impressionnable, si sensible aux variations atmosphériques, qu'ils annoncent les changements de temps comme un baromètre.

Pendant la durée des accès, les digestions sont lentes et difficiles, l'appétit est nul ou bizarre et capricieux, le creux de l'estomac est douloureux. A la suite des repas, des rapports désagréables se manifestent et des gaz ou vents distendent les intestins.

La gastro-entéralgie ou douleur nerveuse de l'estomac et des intestins, qui détermine tous les accidents que nous venons d'énumérer, est la compagne constante de la goutte invétérée. La constipation est fréquente, la diarrhée rare et passagère. Ce dernier phénomène ne devient habituel que chez les malades qui sont tombés dans cet état d'affaiblissement que l'on nomme en médecine état cachectique.

Une petite toux habituelle, de la gêne dans la respiration et des palpitations de cœur se manifestent souvent. Ces accidents sont quelquefois occasionnés par une maladie organique du cœur, et alors l'hydropisie des jambes, des mains et du ventre mérite une grande attention. La fièvre est peu vive, elle offre des aggravations régulières, ou bien elle manque complètement. La peau est sèche au début, souvent, mais non pas toujours, elle devient moîte lorsque les accès tirent à leur fin. La gravelle, les hémorhoïdes, des besoins fréquents d'uriner, peuvent se joindre aux nombreux accidents déjà signalés.

CHAPITRE IV.

Dissertation sur la Goutte viscérale ou Goutte interne, Goutte rétrocédée, Goutte répercutée, Goutte remontée.

Les anciens pensaient que la goutte peut affecter l'estomac, les intestins, le cerveau, le cœur et les poumons. Plusieurs médecins modernes ont tourné cette croyance en ridicule. Nous sommes pleins de respect pour les opinions de nos confrères, mais nous sommes peu soucieux de leurs critiques et de leurs railleries. Aussi exposerons-nous notre sentiment avec beaucoup de liberté et de franchise.

. Les inflammations qui atteignent les jointures des goutteux sont évidemment modifiées par l'altération du sang que révèlent les changements survenus dans certaines sécrétions. Il est naturel de supposer que cette même altération exerce une action manifeste sur les inflammations qui affectent les organes intérieurs.

Quand une inflammation goutteuse abandonne une jointure et se porte sur une autre jointure, vous dites que la seconde maladie est une maladie goutteuse. Si vous êtes logique, vous devez dire aussi que l'inflammation goutteuse qui abandonne une jointure pour se porter sur le poumon, détermine une fluxion de poitrine goutteuse, une inflammation goutteuse des poumons. Et réciproquement, si une fluxion de poitrine ou un catarrhe pulmonaire se dissipe en même temps qu'un accès de goutte se manifeste du côté du gros orteil, vous devez en tirer la conclusion que la goutte a abandonné le poumon et les bronches pour se porter sur le pied. Ce n'est point là le seul exemple de cette influence exercée par l'altération du sang, par l'altération de la constitution tout entière : les scorbutiques, les scrofuleux, les varioleux, n'ont pas des ulcères, des engorgements, des inflammations ordinaires ; l'altération générale imprime un cachet particulier à la maladie locale. De même aussi, telle est au moins notre conviction, la prédisposition goutteuse ou diathèse goutteuse agit sur les inflammations qui se montrent *pendant sa durée*, soit qu'elles attaquent les organes ou viscères intérieurs, soit qu'elles attaquent les mains ou les pieds ; d'où il suit que l'on doit adjoindre au traitement ordinaire des maladies internes précitées les boissons qui ont été opposées avec le plus de succès aux gouttes articulaires.

Résumons-nous :

Les spasmes, douleurs ou inflammations ayant leur siége du côté des organes contenus dans le crâne, la poitrine ou le ventre, sont de nature goutteuse s'ils ont succédé à la disparition d'une goutte articulaire.

Les spasmes, douleurs ou inflammations du cerveau, des poumons, du cœur, de l'estomac ou des intestins, suivis ou compliqués de goutte des jointures, sont des gouttes internes.

D'après cela, la goutte interne n'est pas une entité, un être de raison, c'est une maladie réelle se développant dans des conditions bien tranchées, sous l'influence d'une

altération du sang , annoncée par une modification de la sécrétion urinaire, et quelquefois aussi par une modification de la
sécrétion du tissu cellulaire qui entoure les
jointures.

Ainsi limitée, l'opinion des anciens sera,
nous l'espérons , adoptée par tous les médecins modernes qui jugent avec impartialité,
qui ne sont point aveuglés par l'esprit de
système , par la parole du maître.

CHAPITRE V.

Caractères différentiels de la Goutte et du Rhumatisme.

Le rhumatisme est la seule maladie qui puisse être confondue avec la goutte. Dans quelques cas exceptionnels, quand on observe un accès isolé et peu intense, les différences ne sont pas faciles à saisir. Elles varient, d'ailleurs, suivant que les maladies sont aiguës ou chroniques.

La goutte aiguë attaque particulièrement les petites articulations, et surtout celles du pied ; elle se déplace rarement lors des premiers accès ; les jointures affectées sont enflées, et au niveau de l'enflure, la peau est rouge, tendue, luisante ; les veines voisines sont gonflées autour des parties malades ; il existe parfois une enflure pâteuse qui conserve l'impression du doigt (œdème). A la fin de l'accès, la peau devient moîte et se couvre de petites écailles. Les douleurs sont presque toujours accompagnées d'un sentiment de pulsation. La fièvre et les souffrances diminuent vers le milieu de la nuit ; l'urine laisse déposer sur les parois, ou au fond du vase de nuit, un enduit rouge d'acide urique ou un sable fin formé par des urates de soude ou de chaux. L'hérédité et une nourriture succulente sont les causes les plus ordinaires de la goutte. Cette maladie atteint de préférence les riches et les gourmands. La saignée est rarement suivie d'un changement avantageux.

Le rhumatisme aigu se porte plus spécialement sur les grandes articulations; il est plus mobile et il atteint successivement plusieurs jointures. La rougeur et le gonflement de la peau qui recouvre les articulations malades est nulle ou peu prononcée; les veines ne sont pas gonflées, l'épiderme ne se couvre point de squammes, les douleurs sont continues, elles ne sont point pulsatives; le dépôt des urines manque ou est très-peu prononcé. L'hérédité et l'alimentation sont le plus souvent étrangères à la production de la maladie. Le froid humide et les vicissitudes de l'atmosphère, les refroidissements, les courants d'air en sont les causes les plus ordinaires. Les pauvres et les ouvriers en sont plus souvent affectés que les gens oisifs. La saignée diminue pres-

que toujours les douleurs. Le rhumatisme ,
en se portant sur le cœur, peut devenir rapidement mortel. La goutte aiguë, régulière, est très-rarement dangereuse.

La goutte chronique se reconnaît aux nodus ou concrétions pierreuses placées autour des jointures, aux déformations de ces
mêmes jointures, à la persévérance des douleurs, aux troubles qui surviennent du côté
du cœur, de l'estomac et des reins. Rarement une quantité notable de liquide s'é-
panche dans l'articulation et soulève la rotule.

Le rhumatisme chronique ne détermine
jamais la formation des concrétions pierreuses ; souvent, au contraire, il fait que
l'articulation se remplit d'eau ; mais les
fonctions du cœur et de l'estomac ne sont
point troublées.

Pour compléter ces dissemblances, il suffit d'interroger les malades sur les accidents éprouvés antérieurement, alors que la goutte était aiguë et régulière.

4*

CHAPITRE VI.

Complications de la Goutte.

Nous avons déjà signalé la coexistence de la goutte, de la gravelle et des calculs. Nous n'avons plus qu'à compléter l'énumération des symptômes qui accompagnent ces dernières affections. Les malades se plaignent de douleurs dans la région des reins et d'engourdissements dans les bourses. L'urine laisse déposer, au fond du vase de nuit, un enduit rouge, une poussière ou du sable formés d'acide urique ou d'urates de soude et de chaux. Quelquefois l'urine est glaireuse, ou bien elle renferme de l'albumine.

Les troubles du tube digestif peuvent être considérables, et constituer une véritable complication.

Le patient ressent, au niveau du creux de l'estomac, une sensation de brûlure; il est oppressé pendant la digestion, l'épigastre est gonflé et sonore, ce qu'on reconnaît en frappant dessus avec le doigt; la langue est couverte d'un enduit blanc ou jaunâtre, ou bien elle est pâle, décolorée et sans enduit. Quelques goutteux ont des envies de vomir.

Un peu de mal de tête, une faiblesse générale, une grande tendance à la mélancolie, la peur de la mort, accompagnent presque toujours les troubles nerveux de l'estomac et des intestins.

Enfin, chez un petit nombre de personnes, la langue, rouge vers les bords, a de la tendance à se sécher ; la soif est vive, le creux de l'estomac très-douloureux ; il y a un peu de fièvre pendant la durée des digestions. On doit admettre, dans ce cas, qu'il y a complication de gastrite.

Parfois les fonctions du foie et de l'intestin se dérangent pendant la durée des accès de goutte. La peau et les yeux prennent une teinte jaunâtre très-marquée, des douleurs, des coliques occupent tout le ventre, et des gonflements gazeux soulèvent les fausses côtes du côté droit. Les garde-robes sont dures et décolorées, ou molles et bilieuses.

Ici encore, nous retrouvons les symptômes annonçant une névralgie, et nécessitant l'emploi des purgatifs et des préparations d'opium.

Le scorbut est au nombre des complications possibles de la goutte. Les gencives sont
molles et saignantes ; un pinçon, le coup le
plus léger, déterminent des mâchures ou
ecchymoses qui sont lentes à disparaître. Il
est bien rare de voir les urines renfermer du
sang et les os se ramollir.

L'enflure occasionnée par une infiltration
d'eau au milieu du tissu cellulaire placé
sous la peau, peut être déterminée par la
goutte ; mais elle peut être aussi un symp-
tôme de maladie concomitante du cœur,
des grosses veines ou des reins. Elle exige
les soins d'un médecin expérimenté.

CHAPITRE VII.

Avenir des Goutteux.

En général, la goutte, même quand elle est abandonnée à elle-même, ne menace point immédiatement la vie des malades.

La goutte interne offre seule une certaine gravité.

La goutte aiguë, régulière, n'est point dangereuse.

La goutte chronique se complique au bout de quelques années d'accidents et de douleurs qui rendent la vieillesse infirme et souffreteuse.

La goutte est d'autant plus fâcheuse que les accès durent plus long-temps et se répètent plus souvent, qu'ils se compliquent de tumeurs ou concrétions pierreuses ou de difformités des jointures, de troubles dans les fonctions de l'estomac, du foie, des intestins, des reins, des poumons et du cœur.

La cachexie goutteuse est bien difficile et bien longue à guérir.

La goutte aiguë récente, acquise, qui atteint un sujet bien portant d'ailleurs, est curable.

La goutte héréditaire offre moins de chances heureuses, **et exige un traitement très-long.**

La goutte invétérée est souvent incurable, mais on peut presque toujours soulager les malades.

La durée des premières attaques de goutte aiguë est de deux à trois semaines, après lesquelles la fièvre et les douleurs cessent et l'articulation reprend peu à peu ses mouvements.

La goutte chronique dure plusieurs mois. Elle peut persister pendant toute la durée de l'automne, de l'hiver et du printemps.

CHAPITRE VIII.

Traitement de la Goutte.

Quand on est appelé à traiter une maladie goutteuse, il ne faut pas s'occuper uniquement des inflammations des jointures, il faut encore faire entrer en ligne de compte les causes de la maladie ; l'action du sang altéré qui transporte dans tous les organes, dans tous les tissus, sa fâcheuse influence ; la marche aiguë ou chronique des lésions locales ; la force ou la faiblesse de la constitu-

tion ; l'âge du patient et les complications de
la maladie.

Si l'on refuse d'adopter cette méthode fé-
conde en indications pratiques, il faut déses-
pérer de l'avenir des malades.

Il nous serait facile de dresser, comme
nos devanciers, la liste des remèdes anti-
goutteux, et de signaler successivement les
effets des saignées, des calmants, des vomi-
tifs, des purgatifs, des alcalis, des toniques
et des dérivatifs. Notre route serait toute
tracée, notre travail tout préparé ; mais
cette division, bonne quand on s'adresse à
des médecins, ne peut suffire à un homme
du monde. Aussi serons-nous obligé d'a-
bandonner les sentiers battus et de marcher
dans une voie nouvelle qui, si elle exige
plus de méditations, rendra le traitement
plus précis et plus facile à appliquer.

Les médicaments ne s'administrent point aux masses; ils s'administrent aux individus. Nous ne devons donc point chercher quel est le remède le plus utile à la majorité des goutteux, nous devons trouver celui qui convient le mieux au patient qui réclame nos soins.

Commençons par donner au lecteur le bout du fil qui le dirigera au milieu du dédale thérapeutique édifié depuis bien des siècles par nos devanciers; mais rappelons d'abord les principes qui doivent éclairer sa marche, préparer sa conviction, qui doivent en un mot déterminer le choix des remèdes les meilleurs. Ces principes sont tirés des chapitres consacrés à l'étude des causes et des symptômes de la goutte.

Nous avons démontré que, dans les affections goutteuses, le sang est altéré, qu'il contient une trop grande quantité de matières azotées ; on détruira cette altération en augmentant l'eau que renferme ce liquide et en substituant l'alimentation végétale à l'alimentation animalisée.

En second lieu, le sang des goutteux ayant une grande tendance à déposer des urates neutres, peu solubles dans l'eau, on rendra plus grande la solubilité de ces urates en les alcalisant.

Le bicarbonate de soude des eaux minérales naturelles et artificielles atteindra ce but important. Absorbé par l'estomac, il passera dans le sang, et la soude qu'il contient donnera lieu, en sursaturant l'acide urique, à des urates alcalins qui seront facilement éliminés par les sécrétions. Si quelques organes languissent, on réveillera leur action, les fonctions de la peau seront surexcitées par l'emploi des sudorifiques, celles du foie et du tube digestif par l'usage des purgatifs. Enfin, le traitement variera suivant que le sujet sera jeune, robuste et sanguin, ou vieux, décoloré et très-affaibli.

Il nous semble que ces propositions, parfaitement rationnelles, ne peuvent être récusées que par les hommes aveuglés par des préjugés ou par des préventions déraisonnables.

Appliquons ces principes :

1° Traitement hygiénique. Tous les goutteux doivent le suivre à la lettre et pendant toute leur vie. S'ils l'abandonnent, la maladie se reproduira.

Le goutteux doit, avant tout, faire cesser les causes qui ont déterminé ou qui entretiennent sa maladie. S'il continue d'habiter un appartement malsain, s'il se livre à l'oisiveté, à la gourmandise et au libertinage, il ne doit point espérer de merci ; mais si, étant dans les conditions de curabilité qui ont été indiquées au chapitre septième, il veut sincèrement se délivrer de son ennemi dans le présent et dans l'avenir, s'il a réellement la ferme résolution de renoncer à ses fatales habitudes, voici la règle de conduite qu'il doit adopter. Pour que son esprit ne se perde point au milieu des détails, nous serons court et précis au risque d'être un peu sec.

Le goutteux fuira les rues et les lieux humides et malsains ; il habitera le premier, le second ou le troisième étage d'un appartement chaud et sec, bien éclairé et exposé à l'orient ou au midi. Le rez-de-chaussée et les rues étroites et tortueuses ne peuvent lui convenir.

Les vêtements, sans être assez épais pour provoquer des sueurs forcées, seront assez chauds pour le mettre à l'abri des influences atmosphériques. Il portera des chemisettes et des caleçons de flanelle ; ses bas, faits en tissus de laine, seront changés tous les jours. Il évitera le travail de cabinet, se livrera rarement et avec beaucoup de modération aux plaisirs de l'amour ; il se lèvera matin, se couchera tard, et fera tous les jours une promenade de plusieurs heures. La chasse et tous les exercices fatigants lui conviennent par-dessus tous les autres. Goutte bien tracassée, dit La Fontaine, est à moitié pansée. Les promenades en voiture et à cheval sont beaucoup moins utiles.

Les promenades des goutteux seront faites loin des ruisseaux, des marécages, des lacs et des étangs, loin des lieux habités où l'homme tue l'homme; il recherchera les chemins ou les routes tracées sur les coteaux élevés, exposés au soleil et médiocrement couverts.

L'alimentation est une des parties les plus importantes du traitement. Les repas se composeront de potages et de soupes maigres, d'un seul plat de viande ou de poisson, de légumes verts cuits, de pâtes de Gênes et de fruits cuits.

Les viandes seront prises en petite quantité; celles qui sont le moins nuisibles sont celles d'agneau, de veau et de poulet. Les viandes d'animaux plus âgés auront préalablement bouilli dans l'eau, et le bouillon ne sera point donné au goutteux. Les poissons d'eau douce préparés à la sauce blanche, les grenouilles, les escargots, les huîtres, les œufs, conviennent très-bien. Le lait, pris en petite quantité, n'a pas d'inconvénient s'il est bien digéré.

Voici la liste des aliments interdits :

Les sauces et viandes épicées, les salaisons, le gibier, la viande de cochon, les poissons de mer, presque tous les coquillages vivant dans l'eau salée, les truffes, les champignons et les pâtés de foie gras. On interdira en outre le café, le thé, et le tabac à fumer qui, d'après M. Donné, déterminent la formation d'une grande quantité d'acide urique.

L'eau pure, l'eau légèrement rougie et les eaux minérales alcalines seront les seules

boissons permises pendant la durée des repas ; mais plus le patient pourra boire de ces
liquides sans se fatiguer l'estomac, mieux
cela vaudra.

CHAPITRE IX.

Traitement curatif général.

Le remède le plus innocent et le plus généralement utile, consiste dans l'emploi à l'intérieur des eaux minérales alcalines. La vertu curative de ces eaux, lorsqu'on les supporte bien, est en raison directe de la quantité de bicarbonate de soude qu'elles contiennent. Aussi placerons-nous en première ligne les eaux de Vals, de Vichy et de Saint-Nectaire, et en seconde ligne, celles de

Beaulieu, de Courpière, de Châteauneuf et de Saint-Myon (Puy-de-Dôme), (1) celles d'Ems (duché de Nassau), du Boulou (Haute-Garonne), de Saint-Alban et de Sail-sous-Cassan (Loire), et de Cornarès (Aveyron). Lorsque l'estomac absorbe sans se révolter, les eaux de Vichy ou de Vals, on doit les administrer pures ; mais s'il survient de la soif, de la douleur du côté de l'estomac, il faut couper ces eaux avec moitié d'eau de gomme ou préférer les sources moins actives dont nous avons indiqué les noms en dernier lieu. On essaiera de les boire chaudes et froides, et l'on choisira la température qui conviendra le mieux au malade.

Enfin, si l'on ne peut se procurer avec facilité des eaux alcalines naturelles, on les remplacera par la liqueur suivante :

(1) Voyez le *Dictionnnaire des Eaux minérales du département du Puy-de-Dôme*. Clermont-Ferrand 1846. Librairie de Veysset.

On dissout dans un litre d'eau deux grammes de gomme arabique et deux grammes de bicarbonate de soude ; on filtre, et, à l'aide d'une machine convenable, on ajoute à cette solution deux à trois volumes d'acide carbonique.

Du reste, qu'on ait fait choix d'une eau minérale alcaline naturelle, ou d'une eau minérale alcaline artificielle, on doit en prendre de dix à vingt verres tous les jours, soit avant, soit pendant les repas, lorsque les douleurs de goutte existent ou menacent de se déclarer. Dans l'intervalle des attaques, on se contente de boire pendant les repas cinq à dix verres du liquide médicamenteux ; mais il est bien entendu que ce traitement sera continué ainsi que le régime pendant toute l'année, sinon les récidives sont à craindre.

CHAPITRE X.

Traitement à suivre durant les accès.

Lorsque les articulations s'engorgent et deviennent douloureuses, il est nécessaire d'augmenter, autant que possible, la dose de l'eau alcaline, et si ce moyen est insuffisant, on a recours en outre à l'usage de la tisane de bourrache, dans laquelle on ajoute par litre quinze à vingt gouttes de teinture de colchique. Le malade boira quatre ou cinq verres de cette tisane toutes les vingt-quatre heures. Plusieurs personnes se sont bien trouvées de l'emploi des pilules de Lartigue ; mais nous devons dire que les effets de ce remède ne sont pas durables ; il soulage sans guérir.

CHAPITRE XI.

Traitement local de la Goutte aiguë.

Si le malade est sanguin et robuste, si la jointure est très-douloureuse, très-rouge et très-gonflée ; si en un mot l'inflammation est très-vive, on place autour des parties gonflées vingt à trente sangsues.

Les jours suivants, on revient à ce remède en diminuant le nombre des sangsues à me-

sure que la douleur s'apaise. Toutes les six
heures, on applique des cataplasmes de fa-
rine de lin et d'eau de racine de guimauve,
que l'on arrose avec une cuillerée à café du
mélange suivant :

Prenez

Laudanum de Rousseau........,.... 2 grammes.
Extrait de Belladone.. (Egale)
    —   de jusquiame . (quantité.) 25 centigr.
Eau. .... 60 grammes.

Mêlez.

Si la rougeur et la douleur ne sont pas
très-fortes ou si le malade est faible, on re-
nonce aux sangsues et l'on se contente des
cataplasmes calmants. Quelques médecins
goutteux ont eu recours à l'immersion du
pied dans l'eau très-froide. Ce remède réus-

sit très-bien, mais il est dangereux ; il peut faire porter la maladie sur l'estomac ou les intestins ; sur les poumons, le cœur ou le cerveau.

Si l'on se décidait à employer l'eau froide, ce serait sous forme d'irrigations continues qu'on devrait l'administrer ; on laisserait couler un filet d'eau sur le pied préalable- ment enveloppé avec des langes et des bandes ; mais, nous le répétons, ces moyens sont dangereux, et le premier plus que le second.

CHAPITRE XII.

Traitement local de la Goutte chronique.

Quand les accidents locaux sont peu intenses, quand la rougeur est nulle ou violacée, la douleur sourde et intermittente, les cataplasmes appliqués tièdes doivent être arrosés avec une cuillerée à café du mélange indiqué ci-après :

Laudanum de Sydenham............ 4 grammes.
Teinture de Benjoin............... 3
   —   de Quina. 2
Eau-de-vie saturée de camphre.... 4
Eau............................... 60

Mêlez.

Ces cataplasmes seront renouvelés toutes les heures. S'ils ne suffisent point, on ajoutera au mélange deux grammes d'ammoniaque liquide.

Nous avons également apaisé les douleurs en appliquant sur le mal une mouche de Milan. C'est surtout lorsque la goutte avait une grande tendance à se déplacer que ce moyen nous a réussi.

Au bout de quinze à vingt heures, on perce l'épiderme soulevé et on remplace le vésicatoire par un morceau de taffetas ciré.

Si l'engorgement est invétéré ou s'il se complique de difformités, de rétractions, de concrétions ou tumeurs pierreuses, alors il convient de faire usage des remèdes que nous allons indiquer :

A. Au premier rang, nous plaçons les bains et les douches d'eaux minérales alcalines et sulfureuses. Les sources de Vichy, de Saint-Nectaire, de Châteauneuf, des Pyrénées, sont alors très-convenables.

B. Viennent en second lieu les onctions et frictions avec l'huile de camomille camphrée.

C. Les fumigations de vapeur de benjoin.

D. Les cataplasmes de feuilles de choux cuites au feu.

E. Les frictions de teinture de quina.

6

F. Les lotions avec la liqueur de Labaraque.

G. Les bains de pieds avec de l'eau de cendres de sarment.

H. On peut encore appliquer des compresses trempées dans une solution contenant, par litre d'eau, cinq grammes de cyanure de potassium, cinq grammes d'iodure de potassium et dix grammes de carbonate de soude.

Quelquefois on est obligé d'essayer successivement plusieurs de ces remèdes avant de trouver le bon. Si les parties qui entourent les nodus ou tumeurs pierreuses, s'enflamment et rougissent, s'il se forme un abcès, il est nécessaire d'ouvrir largement

pour donner issue au pus et aux concrétions.
Des cataplasmes émolliens facilitent la sor-
tie de ces concrétions. Quand la cicatrisation
est complète, on revient aux remèdes toniques et excitants.

CHAPITRE XIII.

Traitement de la Goutte interne ou viscérale.

Cette maladie exige les soins d'un homme de l'art. En indiquant ici les remèdes à suivre, nous exposerions les malades à commettre des imprudences ; aussi nous abstiendrons-nous d'en parler.

CHAPITRE XIV.

Indications particulières.

A. Pendant la durée des accès, si le malade est robuste, sanguin, fortement coloré, s'il est sujet aux tournements de tête, il peut être nécessaire de lui faire une saignée.

B. Les vieillards faibles et débiles, chez lesquels l'estomac fonctionne mal quand on le soumet à l'usage exclusif de l'eau et des

aliments végétaux, devront prendre des dé-
coctions de quina, de columbo ou de gen-
tiane, que l'on coupera avec moitié d'eau
de Vichy. Ils boiront de l'eau rougie à leurs
repas.

C. Les ivrognes seront mis à la diète rela-
tive et non pas à la diète absolue. Chez eux,
l'eau mêlée au vin remplacera les liqueurs
et le vin pur.

D. Lorsque la constitution est très-affai-
blie, lorsque la peau fonctionne mal, les in-
fusions chaudes de salsepareille, de squine,
de sassafras et de gayac sont indiquées.

La tisane sera préparée ainsi qu'il suit

Eau bouillante, un litre; salsepareille,
quinze grammes; squine, cinq grammes;
gayac, cinq grammes; sassafras, deux gram-

mes. Faites bouillir, puis infuser pendant deux heures. Le malade boira trois à quatre verres de cette tisane par jour.

On seconde l'effet de ces remèdes en donnant des bains de vapeur, en faisant des frictions sèches sur la peau avec des linges de flanelle ou des brosses-Blatin.

Quand les urines sont peu abondantes, les tisanes nitrées et les eaux minérales acidules froides et peu salines sont indiquées.

E. Un commerçant, un fabricant ou un voyageur ayant mené une vie très-active, change ses habitudes. Tout en suivant un régime succulent et très-animalisé, tout en faisant abus du vin, du café et des liqueurs, il abandonne sa profession et se livre à l'oisiveté. Dans ce cas, indépendamment du régime prescrit et des eaux alcalines, il faut lui imposer une vie laborieuse, une vie qui exerce beaucoup son corps et très-peu son esprit, qui remplace, en un mot, ses premières occupations.

F. Souvent les goutteux sont affectés de douleurs nerveuses ayant leur siége dans l'estomac et les intestins ; ils ont la bouche mauvaise, beaucoup de constipation, des vents et peu d'appétit.

Le remède suivant est alors fort utile :

Prenez

Aloës succotrin en poudre......... 2 grammes.
Extrait de rhubarbe.............. 1 —
— d'aconit................... 5 décigram.
— thébaïque. .... 25 centigr.

Mêlez et faites dix pilules.

Le malade prendra deux pilules le soir et deux le matin, trois heures avant le repas ou trois heures après. Il boira ensuite un verre d’eau d’orge où l’on aura mis quatre gouttes de teinture de colchique.

Si le malade n’est pas purgé au moins deux fois, il prendra le lendemain, avec les mêmes précautions, trois pilules le soir et trois le matin.

G. La goutte compliquée d’inflammation de l’estomac, ou remontée vers le cerveau, les poumons ou le cœur, sera traitée par un médecin instruit.

H. S’il y a en même temps goutte et scorbut, on devra ordonner la tisane de quina (quatre verres par jour), le sirop anti-scorbutique (deux cuillerées à bouche), les légumes verts cuits et les viandes rôties.

Les eaux alcalines seront prescrites lors-que les gencives seront fermes et vermeilles, lorsque les taches bleues de la peau auront disparu.

Conclusion.

Nous le répétons une dernière fois, le régime sans les eaux minérales et sans les autres remèdes indiqués, les remèdes et les eaux alcalines sans le régime et les soins hygiéniques, sont insuffisants ; il faut suivre exactement, minutieusement toutes nos indications, si non on ne guérira pas. Pour se mettre à l'abri des récidives, le goutteux doit continuer le traitement jusqu'à la fin de sa vie.

— FIN. —

RECUEIL

D'OBSERVATIONS

TIRÉES

DU RAPPORT DE M. PATISSIER,

Lu à l'Académie de Médecine de Paris, en 1840.

PREMIÈRE OBSERVATION.

Goutte aiguë. (DELENS.)

M. L..., négociant, âgé de 45 ans, gros, gras et fleuri, habitué au vin et à la bonne chère, a éprouvé, depuis un petit nombre d'années, plusieurs fois par an, de légers accès de goutte aiguë aux pieds, qui chaque fois l'ont retenu quelques jours à la chambre. Au commencement de 1837, un accès plus fort eut lieu, accompagné chaque nuit, pendant le redoublement, d'une vive céphalée circonscrite à l'occiput. Une saignée n'ayant apporté aucun soulagement, j'employai le sulfate de quinine (que déjà j'avais expérimenté avec avantage chez d'autres malades *dans des cas de goutte et de rhumatisme aigus*). Le succès fut complet ; la fièvre et l'accès de goutte cédèrent presque immédiatement, sans aucun accident. Le malade, mis ensuite à l'usage de l'eau de Vichy artificielle, l'a depuis continuée presque sans interruption, et il n'a eu jusqu'à ce jour ni accès de goutte, ni aucune espèce de maladie : à peine de temps à autre ressent-il quelques élancements passagers dans l'un des orteils, et cependant il n'a voulu en rien changer ses habitudes, du reste réglées, de bon vin et de bonne chère.

DEUXIÈME OBSERVATION.

Goutte héréditaire aiguë. (MEILHEURAT.)

M. Ducroux, âgé de trente-six ans, d'un tempéramment sanguin et d'une constitution robuste, a toujours été sobre et mené une conduite régulière; son grand-père était très-goutteux. Avant 1835, M. Ducroux avait éprouvé parfois quelques douleurs passagères aux articulations des pieds; mais au mois d'août de la même année, il fut pris subitement d'une douleur extrêmement vive au gros orteil du pied droit avec rougeur, chaleur et gonflement de la partie malade. Cet état se prolongea quinze jours. A la même époque (août 1836), M. Ducroux fut également atteint au gros orteil du pied gauche d'une semblable douleur; mais ce dernier accès fut plus long et plus violent que le précédent ; il dura près d'un mois. Ces accès survinrent sans causes appréciables. M. Ducroux se rendit à Vichy le 13 août 1837, et prit les eaux jusqu'au 9 septembre ; pendant le traitement, il fut atteint d'un léger accès qui ne dura que trois jours et ne l'empêcha pas de continuer l'usage des eaux. Il n'eut pas d'autre accès pendant l'année. En 1838, il retourna à Vichy, et cette année se passa sans aucune douleur. L'an dernier (1839), il n'a pas été à Vichy ; mais il a pris chez lui des boissons alcalines ; il n'a pas eu d'attaques de goutte depuis la première année qu'il est venu à Vichy, c'est-à-dire depuis trois ans. M. Meilheurat, en transmettant ces détails à l'Académie (14 janvier 1840), ajoute que, depuis la cessation de sa goutte, M. Ducroux n'a jamais éprouvé ni congestion vers le cerveau, ni aucun autre accident, et qu'il jouit de la meilleure santé.

TROISIÈME OBSERVATION.

Goutte acquise violente. — Marche difficile.
(PETIT.)

M. Suppoix, maire de la commune de Salencey (Saône-et-Loire), âgé de quarante-deux ans, d'une forte constitution, d'un tempéramment sanguin, était goutteux depuis quatre ans, lorsqu'il se rendit à Vichy, le 30 juin 1835. Cette maladie avait commencé avec tant de violence, qu'il était réduit déjà depuis long-temps à ne plus marcher qu'avec des béquilles. Les articulations des pieds et des genoux furent les premières prises, mais la maladie s'étendit bientôt à toutes les autres. Ces attaques se renouvelaient tous les deux ou trois mois; elles du-

raient au moins un mois à six semaines,
avec une fièvre qui allait quelquefois jusqu'au délire; elles étaient si violentes et si
douloureuses, qu'il était dans l'impossibilité
de faire le moindre mouvement dans son
lit. Dans l'intervalle de ses attaques, il était
encore long-temps sans pouvoir marcher;
voulant néanmoins continuer le commerce
de bœufs auquel il se livre, il se faisait alors
porter aux foires, et là il faisait ses marchés
étendu sur un matelas. Lorsqu'il arriva à
Vichy, il marchait très-difficilement; il avait
surtout une peine extrême à descendre un
escalier; cependant, ses articulations n'é-
taient pas environnées de concrétions, et
n'étaient pas restées non plus sensiblement
plus grosses que dans l'état naturel. Son
urine était habituellement très-chargée d'a-
cide urique et déposait un sédiment briqueté. Très-peu de jours après avoir commencé son traitement, ce malade éprouva
une amélioration très-remarquable : sa mar-

che devint facile, sans douleur, et il descendait un escalier comme s'il n'eût jamais été goutteux; il quitta Vichy le 11 juillet.

Ce malade retourna à Vichy au mois de juillet 1836. Il n'y resta encore qu'une douzaine de jours ; il s'était très-bien porté depuis l'année précédente ; deux fois seulement il avait éprouvé de légères douleurs et de courte durée. Il marchait, du reste, très-librement et était très-satisfait de sa position, après avoir tant souffert. Il écrivait, le 25 mars 1837, à M. Petit, que sa santé était excellente et qu'il n'avait éprouvé aucun ressentiment de ses attaques. Depuis, il n'est pas retourné à Vichy.

QUATRIÈME OBSERVATION.

Goutte viscérale. (PETIT.)

M. d'Arcet, membre de l'Institut, est fils d'une mère qui est morte de la goutte à l'âge de trente-six ans ; il a lui-même aujourd'hui soixante-deux ans. A vingt-trois ans, il a eu une première attaque de goutte, et à vingt-cinq ans, une seconde attaque plus forte que la première. Ce sont les deux seules qu'il ait eues ; mais, à dater de cette époque, sa santé est devenue mauvaise. Il a eu long-temps une affection du foie, avec tous les symptômes d'une gastralgie des plus graves. Soigné par les meilleurs médecins de Paris, et tous les remèdes conseillés en pareil cas ayant été employés sans succès, on le mit, dans les derniers temps, à l'usage des acides, qui aggravèrent manifestement son état. Enfin, on lui conseilla, en 1825, d'essayer les eaux de Vichy ; il s'y rendit, mais sans confiance aucune , accablé par les idées les plus tristes.

Dès le troisième jour de l'usage des eaux, il sentit un mieux inespéré, extraordinaire. Toutes ses idées noires avaient disparu, et il avait retrouvé toute sa gaîté d'autrefois.

M. d'Arcet était trop bon chimiste pour ne pas chercher à se rendre compte de ce qui se passait chez lui. La soude était le principe dominant des eaux de Vichy, et il fut d'autant plus disposé à attribuer l'amélioration qu'il éprouvait à l'action de cet alcali, que les acides qu'il venait d'employer lui avaient fait beaucoup de mal.

M. d'Arcet continua à aller de mieux en mieux, et bientôt il fut entièrement rétabli. Il revint cependant à Vichy en 1826 , afin de consolider sa guérison , et depuis cette époque, il a constamment fait usage de bicarbonate de soude, à des doses très-élevées. Ainsi, il mange un kilogramme de pastilles de Vichy par mois, indépendamment d'une très-grande quantité de bicarbonate de soude, qu'il prend chaque jour en boisson, soit à jeun, soit à ses repas. Voilà maintenant quinze ans que M. d'Arcet suit ce régime, et depuis lors, sa santé a toujours été parfaite. Son urine est presque toujours à l'état alcalin et toujours parfaitement limpide ; tandis qu'auparavant, elle était toujours très-chargée d'acide urique et déposait habituellement un sédiment très-épais.

Lorsque M. d'Arcet est obligé de travailler plus qu'à l'ordinaire, il sent la nécessité de s'alcaliser davantage, et alors il a souvent recours à l'eau de Vichy naturelle.

Lorsqu'il lui arrive de manger un peu plus que de coutume, surtout de certains aliments très-azotés, du pâté de foie gras, par exemple, et de boire un peu de vin pur;

lorsque enfin il sort de son habitude de sobriété, son urine se charge immédiatement,
et il est rare qu'il n'éprouve pas le lendemain quelques légères douleurs articulaires.
Il prend alors une plus grand dose de bicarbonate de soude, et il retrouve aussitôt son
état de bonne santé.

Ainsi, comme on voit, M. d'Arcet a eu
deux attaques de goutte, l'une a vingt-trois
ans et l'autre à vingt-cinq ans. A ces accès,
a succédé une goutte viscérale des plus graves, qui a résisté pendant un grand nombre
d'années à tous les remèdes conseillés en pareil cas, et qui n'a cédé qu'à l'action des
eaux de Vichy. Le bienfait des eaux s'est
même fait sentir, dans ce cas, presque ins-
tantanément, et depuis, en faisant un usage
constant, soit d'eau de Vichy naturelle, soit de
bicarbonate de soude, M. d'Arcet a toujours
lutté contre cette maladie avec avantage.
On remarquera aussi que l'usage constant
qu'il a fait, depuis quinze ans, des alcalis,

et à très-haute dose, loin d'avoir eu le plus léger inconvénient, a été au contraire, pour lui, le moyen de conserver sa santé dans un état parfait.

CINQUIÈME OBSERVATION.

Goutte aiguë acquise compliquée de gravelle.
(PETIT.)

M. Giraud, âgé de cinquante-cinq ans, demeurant à Pouilly, près de Nevers, a eu la gravelle et des coliques néphrétiques, dès l'âge de vingt-cinq ans. Ces coliques redoublèrent en 1828 et 1829, et chaque fois que ce malade montait à cheval, ses urines étaient mêlées de sang. L'existence d'un culcul vésical ayant été constatée, il subit en 1831 l'opération de la lithotritie, qui fut pratiquée par M. Civiale. Après l'opération, il survint une rétention d'urine avec fièvre intense, puis une attaque de goutte très-douloureuse au gros orteil du pied droit. Cet accès goutteux se renouvela quatre ou cinq fois dans l'année; en 1832, les coliques néphrétiques reparurent avec une telle violence, qu'elles arrachaient des cris au malade pendant dix-huit, vingt-quatre et quarante-huit heures; elles se terminaient par l'expulsion de quinze, vingt-cinq ou trente graviers du volume du gros plomb de chasse. Le 3 juin 1835, M. Giraud, réduit à un état de dépérissement déplorable, vint à Vichy. Dès son arrivée, il fut pris de douleurs et de gonflement au gros orteil du pied droit, qui avait été le premier siége de la goutte. Cette attaque, accompagnée de fièvre, ne fut pour M. Petit qu'une raison de plus pour faire suivre au malade rigoureusement son traitement. Ses douleurs furent incomparablement moins vives que dans ses au-

tres attaques, et un cataplasme alcalin, appliqué le soir sur la partie malade , les di-
minua tellement, qu'il put marcher un peu
le lendemain. Le 9, le malade ayant fait une
promenade à pied un peu trop longue qui le
fatigua, il souffrit de nouveau de son pied le
lendemain. On eut encore recours le soir au
cataplasme alcalin. Le malade continuait à
boire et put aller au bain comme les autres
jours; vingt-quatre heures après, le pied
était presque entièrement revenu à son état
naturel; bientôt il put marcher facilement
et mettre ses chaussures ordinaires. Le 15,
la sensibilité de la région des reins, sur laquelle il ne pouvait pas s'appuyer lors de son
arrivée à Vichy, disparut; il ne restait non plus
ni sensibilité ni gonflement dans les articulations qui avaient été le siége de la goutte.
Enfin, le 25, lorsqu'il quitta Vichy, son état
général était excellent; il continua ensuite
chez lui à faire de temps en temps usage de
boissons alcalines et jusqu'au mois de juil-

let 1836 : il éprouva alors seulement quelques ressentiments de goutte. A cette époque, au moment où il pensait à retourner à Vichy, il fut pris d'une fièvre intermittente qui dura trois mois, le força de renoncer à son voyage de Vichy, et l'engagea à suspendre les boissons alcalines; aussi il lui revint, après ces trois mois, quelques coliques néphrétiques et un accès de goutte qui fut peu douloureux et se borna au gros orteil du pied gauche. Dès qu'il fut un peu rétabli de sa fièvre, il se remit à l'usage du bi-carbonate de soude qui dissipa la goutte et ses douleurs de reins. Dans une lettre que M. Giraud a écrite à l'Académie (18 janvier 1840), il s'exprime ainsi : « J'ai repris les eaux de Vichy en 1837 et en 1838; je n'y ai pas été en 1839. Grâce à ces eaux et aux boissons alcalines dont je consomme un litre par jour, j'ai recouvré mes forces et mon embonpoint; depuis deux ans, je n'ai point éprouvé de coliques néphrétiques ni d'accès de goutte;

je suis fort, je marche bien, et avec mes *cinquante-huit ans*, je chasse souvent pendant six heures sans être fatigué : c'est assez vous dire que je n'ai éprouvé ni congestion au cerveau, ni aucun dérangement dans ma santé depuis la cessation de la goutte. »

SIXIÈME OBSERVATION.

Goutte compliquée de calcul dans la vessie.
(PETIT.)

M. Perrain, membre du conseil-général du département des Deux-Sèvres, demeurant à Chef-Boutonne, âgé d'environ cinquante ans, d'une forte constitution, ayant un embonpoint considérable, vint à Vichy le 20 juin 1836. Nous laisserons le malade raconter lui-même son histoire, extraite de

la lettre qu'il a écrite à l'Académie, le 14 janvier 1840 :

« Il y a dix-neuf ans que je suis goutteux,
» et je suis graveleux depuis quinze ans ;
» les accès de goutte étaient si fréquents et
» si douloureux, que j'étais chaque année
» retenu dans ma chambre pendant cinq ou
» six mois ; vainement j'avais eu recours
» aux eaux de Cauterets, par les conseils de
» feu le professeur Pinel, lorsqu'en 1835, je
» fus atteint de violentes coliques néphréti-
» ques qui ont duré cinquante jours, et à la
» suite desquelles je rendis un très-gros gra-
» vier ; ma vie fut en danger, puisque je fus
» pendant vingt-deux jours sans uriner. Aus-
» sitôt cette crise terminée, la goutte me
» saisit, et je fus encore claquemuré pen-
» dant deux mois. En 1836, 1er janvier, les
» coliques néphrétiques me reprirent, et cette
» fois me durèrent quarante-cinq jours ; elles
» furent moins violentes que l'année précé-
» dente ; il n'y eut point de rétention d'urine ;

» l'expulsion de deux gros graviers termina
» mes souffrances ; mais quelques jours
» après , la goutte s'empara de moi, et je
» restai dans mon lit jusqu'au 1er juin. Les
» médecins qui me donnaient leurs soins ,
» m'engagèrent à me rendre à Vichy pour
» guérir ou atténuer mes coliques néphréti-
» ques. Arrivé à Vichy dans les premiers
» jours de juillet , j'ai fait une abondante
» consommation de l'eau des Célestins. Pen-
» dant deux ans j'ai suivi strictement le ré-
» gime indiqué par M. Petit ; depuis, je me
» suis un peu relâché. En 1837 et en 1839 ,
» je suis retourné à Vichy ; mais dans les
» intervalles , j'ai bu très-souvent de l'eau
» des Célestins transportée ou de l'eau fac-
» tice de Vichy ; j'ai fait usage aussi de bi-
» carbonate de soude , et j'affirme que de-
» puis le mois de juillet 1836, je n'ai éprouvé
» ni accès de goutte, ni coliques néphréti-
» ques , et je n'ai pas rendu avec les urines
» la plus petite parcelle de gravier. Enfin, je

» me porte à merveille, et je marche comme
» à vingt-cinq ans. Cependant, depuis envi-
» ron dix-huit mois, je suis fréquemment
» atteint de maux de tête que les médecins
» qualifient de *nerveux*. De mon propre mou-
» vement, je me suis appliqué au bras un
» vésicatoire que je supprime et remets de
» temps en temps, et je m'en trouve parfaite-
» ment. Je crois, et j'oserais presque affirmer
» que les eaux de Vichy ne sont pour rien
» dans cette nouvelle affection, car j'ai beau-
» coup moins bu de ces eaux les deux der-
» nières années que les deux premières, et
» ce n'est que depuis dix-huit mois environ
» que je suis sujet à ces maux de tête; je
» suis au reste si content de l'usage des
» eaux de Vichy, que tous les deux ans je
» compte m'y rendre. »

SEPTIÈME OBSERVATION.

Goutte héréditaire compliquée de Nodus.

M. Mars..., âgé de cinquante-huit ans, d'une forte constitution et goutteux depuis trente-six ans, vint à Vichy le 3 juillet 1838. Il y a plusieurs goutteux dans sa famille. M. Mars... est un Anglais riche, qui aime beaucoup les plaisirs de la table et qui n'a jamais rien refusé à son estomac. Les attaques de goutte, qui étaient rares dans les premières années, devinrent ensuite fréquentes et très-douloureuses; toutes les articulations ont beaucoup souffert; plusieurs doigts sont inflexibles; on trouve des nodosités non-seulement autour des pieds, des mains, mais on en rencontre sous la peau, le long des jambes. Toutes ces nodosités sont remplies de concrétions tophacées ; quelques-unes se sont ouvertes et ont rendu pendant long-temps une matière puriforme. Les articulations des pieds et des genoux sont œdémateuses, plus ou moins roides et douloureuses, même hors des attaques ; le genou gauche, très-œdémateux, ne peut plus s'étendre complètement, de sorte que, le malade étant debout, la jambe reste demi-fléchie ; aussi, depuis plusieurs années, ce malade ne peut-il presque plus marcher. M. Mars... a pris les eaux pendant cinq semaines, se faisant conduire à la fontaine sur un âne. Pendant son séjour, il a ressenti de temps en temps quelques douleurs articulaires qui l'ont très-peu arrêté. Avant de quitter Vichy, il faisait remarquer à M. Petit qu'il marchait mieux qu'il n'avait marché depuis bien des années, et qu'il portait ses mains derrière sa tête, ce qu'il ne pouvait

faire depuis long-temps. Rentré chez lui,
M. Mars n'a pas toujours très-bien observé
son régime ; dans les dîners en ville, ce qui
lui arrivait souvent, il s'est permis quelquefois le vin de Champagne. Cependant, il n'a
éprouvé, pendant tout l'hiver de 1838 à
1839, que de très-légères atteintes de goutte,
qui ne l'ont jamais obligé de garder le lit.
Enfin, il a passé son année beaucoup mieux
que les précédentes ; il a pu marcher un peu,
ce qui lui était presque impossible auparavant. Ce malade est revenu à Vichy, le 2 juin
1839. En passant à Fontainebleau, il s'est
arrêté pour visiter le château, a beaucoup
marché et s'est fatigué. Aussi, à son arrivée à
Vichy, son pied droit était un peu douloureux,
ce qui désolait ce malade, qui se faisait une
fête de montrer combien il marchait mieux
que l'année précédente. Il a été obligé de
garder le repos pendant cinq à six jours, se
bornant à boire de l'eau minérale dans sa
chambre ; mais ensuite il put sortir, aller à

la fontaine et prendre des bains. La goutte s'est bornée au pied droit. M. Mars a pris les eaux pendant près de cinq semaines, et, lors de son départ, marchait mieux qu'à la fin de la saison précédente. Le 21 décembre 1839, la commission de l'Académie a visité M. M..., dont la santé générale a paru fort bonne. « Je n'avais pas de confiance, lui a-t-il dit, dans les eaux de Vichy pour guérir la goutte; mais aujourd'hui je suis forcé de convenir que, depuis l'emploi de ces eaux, mes accès de goutte sont moins fréquents et moins violents; que mes genoux, naguère très-gonflés, sont revenus presque à leur volume ordinaire; qu'il reste seulement encore un peu de raideur dans les articulations; je bois chaque jour une bouteille d'eau de Vichy naturelle, et je suis assez exactement chez moi mon régime, que je néglige lorsque je dîne en ville. » La commission nommée par l'Académie royale de médecine de Paris a reconnu que plusieurs des nodosités existant aux mains et le long des jambes ont disparu ; mais le genou droit, dont la rotule a recouvré sa mobilité, ne s'étend pas encore complètement, ce qui force le malade à marcher encore avec une canne.

HUITIÈME OBSERVATION.

Goutte héréditaire compliquée de déformation et d'ankylose des doigts.

M. le marquis de Ber..., demeurant à St-Marcel (Ardèche), âgé de soixante-deux ans, était atteint depuis trente-deux ans d'une goutte héréditaire ; tous les membres de sa famille du côté maternel sont goutteux ; un de ses frères est mort il y a dix-huit mois, à la suite d'un accès de goutte. Il avait chaque année des attaques goutteuses sévères et très-longues; les doigts de ses deux mains sont à demi-fléchis et déformés depuis assez long-temps; il ne peut plus les étendre; ils sont bien plus fléchis à la main gauche qu'à la main droite. Les orteils sont aussi un peu déformés, mais beaucoup moins que les doigts. Ce malade ne pouvait presque plus marcher, lorsque pendant l'été de 1838, il se mit à boire chez lui de l'eau de Vichy transportée. Ayant passé sans attaque l'hiver de 1838 et de 1839, ce qui ne lui était pas arrivé depuis long-temps, il se rendit à Vichy au mois de mai 1839, y prit les eaux pendant un mois et s'aperçut bientôt que la progression était plus libre. En quittant Vichy, il se rendit en Bohême, accompagna sa belle-mère à Carlsbad dont il ne prit pas les eaux et marcha tout l'été avec une grande facilité. De retour à Paris, il se promenait toute la journée, lorsqu'à la fin de janvier dernier (1840), il fut saisi à la main droite d'un accès de goutte qui dura huit jours;

depuis ce dernier accès., il a été repris deux fois de quelques douleurs aux mains, mais ces douleurs n'ont persisté que peu de jours; elles ont été provoquées par une grande préoccupation d'esprit.

M. de Ber... assure, en 1840, que jamais sa santé générale n'a été meilleure que depuis qu'il fait un usage constant d'eau de Vichy ou d'eau alcaline qui est sa seule boisson; qu'il a eu autrefois des digestions très-pénibles et même des vomissements trois fois par semaines., quoiqu'il fût sobre et ne prît que des aliments légers; que, depuis l'emploi des eaux de Vichy, il digère parfaitement et mange de tout, excepté du gibier et des viandes salées. Du reste, l'ankylose des doigts des mains n'a pas diminué.

NEUVIÈME OBSERVATION.

Goutte acquise compliquée de déformation des doigts et d'œdème des jambes.

M. le capitaine Hillas, âgé de soixante-huit ans, et goutteux depuis dix-huit ans, vint à Vichy le 16 juillet 1838; il n'a pas de parents goutteux, point de gravelle. Les attaques de goutte sont violentes et parcourent toutes les articulations. Tous les doigts sont déformés et presque complètement inflexibles. Les pieds sont restés œdémateux et ne conservent que peu de mobilité. Les talons sont très-relevés par suite de la rétraction du tendon d'Achille, et la pointe du pied est dirigée presque perpendiculaire-

ment en bas, d'où il résulte que, quoique
ayant de la mobilité dans les genoux et l'articulation de la hanche, le malade est resté
cul-de-jatte depuis sept ans. M. Hillas a pris
les eaux pendant près de six semaines; il a
bu quinze à vingt verres d'eau par jour, et
de temps en temps un bain. Rien de particulier à noter. En quittant Vichy, ce malade
est allé passer l'hiver à Nice; il est revenu
à Vichy le 1er juin 1839, sans avoir eu la
moindre douleur de goutte depuis sa première cure; sa santé était excellente; mais
les pieds et les doigts étaient également an-
kylosés. Il a pris les eaux pendant cinq semaines, et sauf l'ankylose des pieds, il est
parti très-bien portant pour l'Angleterre.

DIXIÈME OBSERVATION.

Goutte héréditaire compliquée d'asthme.
(PETIT.)

Le premier goutteux chez lequel M. Petit a eu l'occasion d'employer les eaux de Vichy est un médecin, M. Fouré, que sa maladie a obligé de renoncer à l'exercice de la médecine, et qui vit à présent retiré au Mans (Sarthe). Ce malade, qui a maintenant quarante-neuf ans, et qui ne se rappelle pas avoir eu d'autres goutteux dans sa famille que sa grand'mère maternelle, vint à Vichy pour la première fois en 1833, ayant non-seulement la goutte, mais étant très-sujet aux coliques néphrétiques, et rendant une très-grande quantité de graviers; il avait eu

sa première attaque de goutte en 1821 ; elle
fut très-violente, très-douloureuse, et l'o-
bligea à garder le lit pendant six semaines.
L'année suivante, il en eut cinq, et depuis
cette époque, il avait continué à avoir ré-
gulièrement tous les ans quatre, cinq et
même six attaques, et toujours, dans l'intervalle, la marche était extrêmement douloureuse et pénible. Enfin, pour comble
d'infortune, depuis six ans, il était devenu
asthmatique, et il avait même des accès assez rapprochés. Lorsque M. Fouré arriva à
Vichy la première fois (30 août 1833), sa marche était très-pénible, les articulations des
pieds étaient gonflées, sans qu'il y eût de
concrétions apparentes ; il n'était presque
jamais sans douleurs. Le malade resta presque tout le mois de septembre à Vichy ; il
ne but pas plus de six à huit verres d'eau
par jour, mais il prenait deux bains, un le
matin et l'autre le soir. Au bout de très-peu
de jours, la gravelle disparut complètement,

et la marche devint plus facile. Ce succès engagea le malade à retourner en 1834 à Vichy, où il resta six semaines ; il marchait alors aussi librement et sans plus souffrir qu'avant d'être goutteux. De retour chez lui, il prit de temps en temps une boisson alcaline préparée avec le bi-carbonate de soude et observa un régime convenable. Il revint à Vichy en 1836 et en 1838, où il prit les eaux chaque fois pendant un mois.

« En 1840, dit M. Patissier, nous avons reçu la visite de notre confrère, M. Fouré, qui nous a paru très-bien portant et qui nous a témoigné qu'il n'avait pas eu d'accès de goutte depuis six ans ; que depuis deux ans seulement, il ne rend plus de graviers ; qu'il n'a éprouvé, depuis la cessation de la goutte, ni congestion vers le cerveau, ni aucun autre accident ; qu'il est sobre, mais que, depuis deux ans, il fait rarement usage de boissons alcalines ; que, quant à son asthme, il n'a pas été modifié par le traitement alcalin ; que depuis un an cependant, ses accès sont moins intenses, et que chaque accès se termine par un sédiment briqueté très-abondant dans les urines, ce qui semblerait prouver que la diathèse goutteuse n'est pas étrangère à la production de l'asthme, et que la persévérance dans le traitement alcalin pourrait atténuer cette affection nerveuse. »

De pareils renseignements avaient été transmis à l'Académie, par M. Le Pelletier, correspondant de l'Académie au Mans, et par M. le docteur B. Voisin, qui habite la même ville.

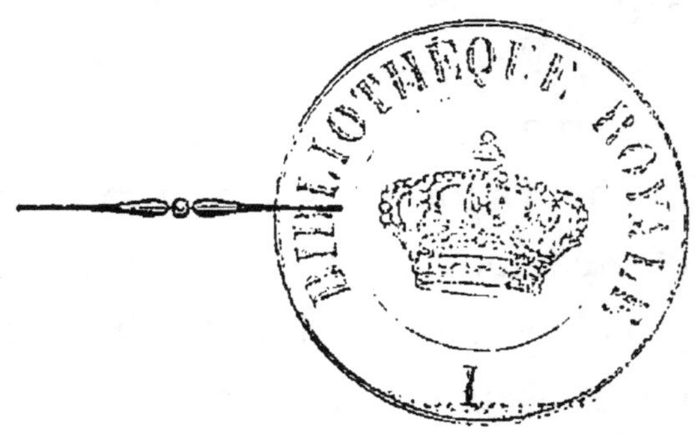

TABLE ALPHABÉTIQUE.

TABLE

ANALYTIQUE DU RECUEIL D'OBSERVATIONS.

Clermont, Imp. de PÉROL.

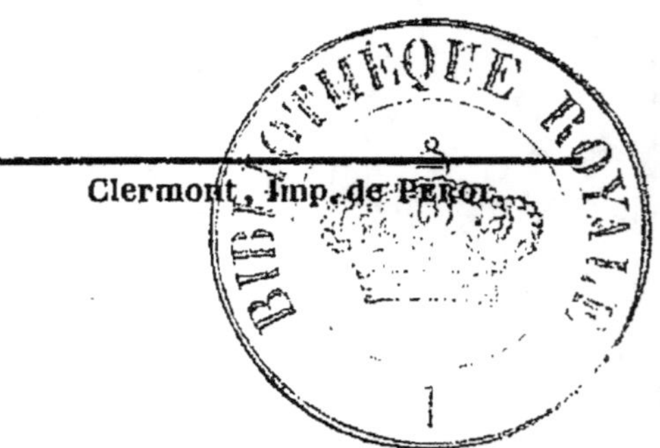